Goultip

T⁶⁹
e
50

EXPOSÉ

DE LA

MÉTHODE RÉSOLUTIVE

ET DES PROCÉDÉS EMPLOYÉS

POUR

LA GUÉRISON DES MALADIES DES YEUX

RÉPUTÉES INCURABLES,

PAR J.-A. GOULLIN,

Docteur en Médecine de la Faculté de Montpellier, Membre honoraire de la
Société royale de Médecine de Marseille, etc., etc. ;

Médecin-Oculiste.

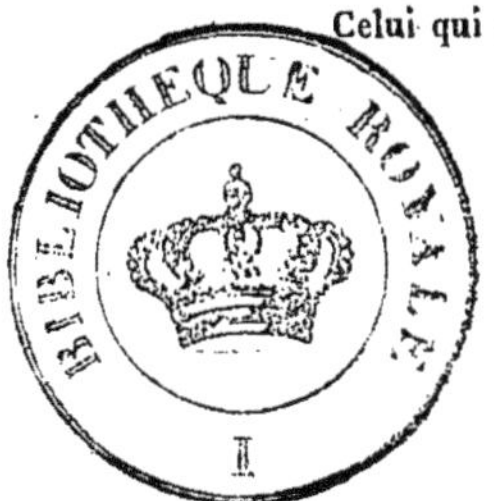

Celui qui donne la lumière donne la vie.

TAYLOR.

PARIS.

IMPRIMERIE DE MAULDE ET RENOU,

rue Bailleul, 9 et 11, près du Louvre.

—

1838

AVANT-PROPOS.

Nous sommes venu à Paris dans le but de perfectionner la méthode résolutive dont nous sommes l'inventeur, en la soumettant au jugement des hommes distingués que renferme cette capitale.

Elle a pour objet la guérison des maladies des yeux réputées incurables.

Nous croyons avoir enfin obtenu des résultats capables de convaincre les plus incrédules et de ne laisser aucun doute sur son efficacité.

Le bruit des succès que nous avons obtenus dans le Midi nous avait précédé à Paris, la *Gazette des Hôpitaux* en avait déjà pris acte ; mais avec la réserve qui caractérise les hommes de science, et tout en constatant les faits qu'il n'est donné à personne de mettre en doute, elle se réservait, pour se prononcer tout-à-fait en notre faveur, la connaissance d'*un plus grand nombre de faits bien authentiques et suivis de succès.*

Ayant eu bientôt de nombreuses occasions de faire l'application de notre méthode, et ayant obtenu de promptes guérisons, les observations lui en ont été soumises, et ce n'est qu'après les avoir vérifiées qu'elle a cru devoir les accepter et en enrichir ses colonnes.

Mais comme tous les médecins ne lisent point exclusivement la *Gazette des Hôpitaux*, nous avons pensé devoir nous mettre en contact avec eux et rendre service à la fois à la science que nous professons et aux malades qui ont besoin des secours de notre art, en réunissant, comme en un faisceau, dans cet opuscule, les faits les plus remarquables que nous avons recueillis dans une longue pratique.

Maintenant que, placé sur un plus vaste théâtre, nous avons déjà eu occasion de remarquer une nfinité de faits nouveaux, nous nous proposons de les faire successivement connaître par la publication de fascicules.

Comme nos maîtres, nous avons cru qu'un travail spécial sur une branche particulière de la médecine, par un homme laborieux, pouvait rendre de grands services à l'art et à l'humanité. Nous ne négligerons donc rien pour coordonner les faits et les présenter avec précision : telle est notre profession de foi et les motifs qui nous ont déterminé à publier notre méthode.

Nous espérons avoir bien mérité de l'humanité et de la science si nous parvenons à guérir les ophthal-mies invétérées, les taies sur les cornées transparentes, les cataractes commençantes, les gouttes sereines, etc., toutes maladies considérées jusqu'à ce jour comme à peu près incurables.

EXPOSÉ

DE LA
MÉTHODE RÉSOLUTIVE.

Les maladies chroniques ont été dans tous les temps l'écueil de la médecine, sous le rapport thérapeutique, et les affections de l'organe de la vue, plus que toutes les autres, sont demeurées jusqu'à ce jour dans le domaine de l'empirisme, sans que l'expérience ait encore sanctionné aucun de ses moyens.

Des praticiens habiles ont jugé plusieurs de ces maladies incurables : les ophthalmies invétérées, les taches de la cornée transparente, les cataractes commençantes, les gouttes sereines, etc.; et, en effet, ces affections ne font que s'aggraver quand elles sont abandonnées à elles-mêmes.

De tous les maux qui affligent l'espèce humaine, les maladies des yeux réclament le plus les progrès de l'art. Frappé de cette grande vérité, nous nous sommes long-temps occupé des moyens à prendre pour parvenir à leur guérison, et c'est à la suite de profondes méditations que nous sommes parvenu à trouver une méthode propre à atteindre ce but.

La tâche n'était pas facile : il s'agissait d'un des organes les plus compliqués dans sa structure, le plus difficile à comprendre dans l'exercice de ses fonctions normales, et le plus délicat à instrumenter dans ses maladies. Il fallait cependant trouver des moyens énergiques dont l'application immédiate déterminât une action dans toutes les parties, sans exciter d'inflammation ni altérer la sensibilité : les collyres excitans dont on se sert, ou restent sans effet, ou exposent à des inflammations violentes. Quant aux collyres narcotiques, ils usent la sensibilité des membranes de l'œil, obscurcissent la vue, et leur usage, long-temps continué, peut déterminer l'amaurose. Or trouver des moyens curatifs qui ne laissent après eux aucune trace de lésion était réellement un problème : il est constant que tous les hommes de l'art qui se sont occupés des maladies des yeux ont eu pour but de le résoudre ; mais il n'est pas à notre connaissance qu'avant nous on y fût parvenu.

Les médicamens que nous employons sont à l'état liquide et appliqués immédiatement sur le globe de l'œil malade ; ils sont pris dans toutes les classes des remèdes ; ils excitent plus ou moins les voies lacrimales et le canal nazal : des larmes abondantes coulent des paupières et des mucosités copieuses sortent des narines. Cet état de simple excitation dure de 10 à 30 minutes, et ne laisse après lui aucune trace ; mais les moyens dont nous nous servons, tout en provoquant ces sécrétions abondantes, stimulent en même temps les vaisseaux lymphatiques absorbans, et les rendent propres à débarrasser les membranes et les humeurs de l'œil des fluides épanchés et de l'albumine concrétée qui troublent leur transparence. Le pansement est renouvelé tous les jours et continué jusqu'à parfaite guérison. Les maladies qui affectent l'extérieur du globe de l'œil guérissent plus promptement que celles qui se portent sur l'intérieur. Toutes les fois que le cas l'exigé, nous faisons concourir le traitement général avec les moyens locaux. C'est alors à la médecine révulsive que nous avons recours ; mais nous évitons avec

le plus grand soin l'emploi de tout moyen qui serait
dans le cas de déterminer l'irritation du cuir chevelu
et des alentours de la tête, parce que l'expérience nous
a démontré les graves inconvéniens attachés à l'emploi
des frictions , des vésicatoires, des sétons, des moxas,
et généralement de tout ce qui peut déterminer un
travail quelconque sur les parties en connexion avec
le globe de l'œil, et, sous ce rapport, nous sommes
d'accord avec les praticiens de nos jours.

C'est un fait vulgaire qui ne peut échapper qu'au
petit nombre de médecins encore égarés par la passion
anti-phlogistique, que les évacuations sanguines copieuses, saignées , sangsues autour de la tête, etc.,
déterminent, dans la plupart des cas, l'obscurcissement de la vue et même la cécité. Nous avons dû bannir
de notre méthode ces moyens, sans nous les interdire
chez les sujets d'un tempérament éminemment san-
guin ; mais alors employant seulement quelques
sangsues au fondement, dont l'application est renou-
velée à des intervalles plus ou moins éloignés. Nous
évitons avec soin de tourmenter inutilement nos malades, et comme nous sommes persuadé que tout ce
qui peut rendre la vie agréable et fortifier l'organisme
concourt à l'efficacité de notre méthode, nous conseil-
lons la distraction, la gaîté , les amusemens , les cour-
ses à la campagne, un exercice modéré, un air pur,
une nourriture saine et tonique, et enfin tout ce qui
peut donner à la vie une nouvelle activité, et aux
vaisseaux lymphatiques absorbans une plus grande
excitation.

On voit, par ce qui précède, que la méthode résolutive est basée sur l'état du système absorbant. Son
mode d'action est de fortifier les vaisseaux lympha-

tiques, d'augmenter leur caloricité et leur degré de vie. C'est en leur donnant une nouvelle tonicité qu'elle favorise l'absorption de la lymphe épaissie ou de l'albumine concrétée, résultat d'inflammation légère et prolongée qui a pour effet de produire un accroissement de nutrition dans les diverses parties qui composent le globe de l'œil, sans en excepter même le cristallin. Cette lentille n'est pas un véritable dépôt corné, comme l'ont pensé quelques anatomistes : elle participe à toutes les fonctions de la vie, elle a une nutrition qui lui est propre, bien que l'observateur ne puisse pas suivre, le scalpel en main, les vaisseaux chargés d'apporter les matériaux de cette nutrition et d'en retirer les produits. Notre méthode a pour but de suivre dans sa marche la nature qui fait toujours effort pour se débarrasser de tout ce qui gêne son action. Résolvant ainsi les tumeurs, les engorgemens et les liquides épanchés dans le tissu cellulaire ; mais comme c'est de l'œil dont nous nous occupons actuellement, nous allons examiner ce qui se passe dans cet organe, lorsque, conservant encore toute son énergie, des liquides étrangers aux différentes humeurs qui remplissent ses cavités viennent troubler leur transparence, tels que le pus, le sang, la bile. Nous voyons alors que ces liquides sont absorbés plus ou moins promptement, et que les humeurs de l'œil reprennent leur limpidité et leur transparence premières. On a vu des cataractes commençantes, et même avancées, disparaître après un certain laps de temps.

Janin et *Boyer* ont vu des guérisons de ce genre qu'ils ont cru être le résultat de la fonte du cristallin. *Scullet* assure avoir détruit cette maladie en introduisant dans l'œil du fiel de brochet épaissi avec du sucre. *Celse*, *Fabrice d'Aquapendente*, et beaucoup d'autres avant eux, avaient obtenu, dans certains cas, la résolution du cristallin, devenu opaque, par des remèdes fondans appliqués à l'extérieur comme topiques. *Schenkius* et *Lafaye* disent avoir vu des cataractes compliquées d'affections siphilitiques dissipées par l'usage du mercure ; et ce serait une erreur de croire, comme l'ont annoncé quelques modernes, que, dans ces cas, pour ainsi dire équivoques, la cécité résulte plutôt de l'opacité de la membrane capsulaire que du corps du cristallin.

« Le cristallin cataracté, habituellement plongé « dans l'humeur de *Morgagni*, s'y fond souvent en « grande partie, et quelquefois même complètement « en se réduisant en flocons blanchâtres mêlés de séro- « sité. » (*Quatrième volume du Dictionnaire des sciences médicales*, page 299.)

Les ressources de l'art ont été jusqu'à présent insuffisantes pour la guérison des cataractes anciennes, surtout chez les vieillards ; néanmoins, il est constant que la méthode résolutive a, dans certains cas de cataractes commençantes bien constatées, obtenu une guérison complète.

Or, qui ne sait pas aujourd'hui que les cinq sixièmes des cataractes sont molles à leur début, et que le malade qui veut recouvrer la vision est obligé d'attendre une ou plusieurs années qu'elles prennent de la consistance pour se soumettre à l'opération. Aussi lorsque nous disons qu'une cataracte n'est pas arrivée au degré de maturité nécessaire pour être opérée, nous entendons qu'elle est encore trop molle et que son état de mollesse s'oppose au succès de l'opération.

Quoique cette opération se fasse souvent sans dou-
leur, les accidens qui la suivent sont quelquefois tellement graves que beaucoup de praticiens préfèrent
attendre que les deux yeux soient entièrement cata-
ractés, c'est-à-dire que le malade soit devenu aveugle,
pour la pratiquer.

L'inflammation produite dans un œil se communique
facilement à l'autre: l'opération du seul œil cataracté
peut compromettre l'œil sain, ce qui explique bien le
motif des temporisations chirurgicales.

Les praticiens savent que le succès ne couronne pas
toujours la dextérité de leurs mains; bien au contraire,
dans un grand nombre de cas, des accidens imprévus
qui en sont indépendans rendent nulle l'habileté la
plus consommée.

Le lecteur trouvera l'article suivant extrait du
quatrième tome du *Dictionnaire des sciences médicales*, page 304, qui le mettra à même de juger
combien cette opération présente de chances de
revers.

« Avant d'entreprendre l'opération de la cataracte,
« par l'une ou l'autre méthode, il faut s'assurer s'il
« n'existe pas des complications qui la contre-indi-
« quent et qui la rendraient inutile ou dangereuse, ou
« qui exigent un traitement particulier ou préalable :
« l'œil est un organe doué d'une grande sensibilité ;
« ses rapports avec le cerveau sont intimes ; son in
« fluence sur le reste de l'économie animale est grande;
« toute opération dont il est sujet, entraîne nécessai-
« rement un certain degré d'irritation et quelquefois
« une inflammation grave. L'opération dont il s'agit
« peut donc hâter la marche d'une autre maladie dont
« le terme ne peut être que fatal; elle peut en déve-

« lopper d'autres qu'il aurait été au pouvoir de l'art
« de prévenir, et qu'il n'a pas la puissance d'arrêter;
« elle peut enfin entraîner la perte de l'organe et cau-
« ser une difformité fâcheuse dans des cas où il est im-
« possible qu'elle ait aucun succès.

« Il faut absolument s'en abstenir, dans le cas de
« cataracte compliquée de *staphylôme*, ou prolonge-
« ment conoïde de la cornée transparente, d'*hydro-
« phthalmie*, d'*atrophie* du corps vitré, et de *cancer* du
« globe de l'œil ou de la conjonctive. Il est inutile
« d'opérer dans les cas où l'amaurose complique la
« cataracte, et dans ceux où une taie occupe une si
« grande étendue de la cornée transparente, qu'après
« l'opération les rayons lumineux ne pourraient pé-
« nétrer au fond de l'œil, même en pratiquant une
« pupille artificielle. On ne doit pas opérer sans trai-
« tement médical préalable, dans les cas de *fluxion*
« habituelle des paupières et de la conjonctive, de
« récidives fréquentes d'*ophthalmie* surtout apoplecti-
« que, de *sensibilité* vicieuse de l'œil, d'*ulcères* de la
« cornée transparente, de *resserrement* extrême de la
« pupille, d'*inflammation* chronique et habituelle de
« l'intérieur du globe, de *diathèse* scrophuleuse, de
« *gonorrhées* vénériennes, de *douleurs de tête* rhuma-
« tismales, goutteuses ou catarrhales; enfin pendant
« la durée d'un *rhume* ou de tout autre affection de
« poitrine, ayant la toux pour symptômes. »

Or, puisque l'opération de la cataracte, dans la plupart des cas, ne répond point à l'attente du malade et
de l'opérateur même le plus habile, ne serait-ce pas
faire faire un pas immense à la science, que d'obtenir
la résorption des matières qui rendent le cristallin

opaque, ou bien la membrane cristalloïde, l'humeur de Morgagni, etc.

En théorie, on ne voit pas pourquoi la méthode excitante et résolutive ne guérirait pas ces maladies, puisqu'elle a pour effet de donner l'action et l'énergie qui, seuls, peuvent déterminer le développement des forces médicatrices de la nature ; en pratique, les faits sont nombreux pour répondre de son efficacité.

En observant la marche de la nature et ces procédés dans les maladies qui affectent les divers tissus de l'œil, voici quel est le phénomène général qu'on peut remarquer.

Prenons pour exemple l'ophthalmie invétérée, qui est la maladie qui affecte la membrane la plus extérieure de l'œil (la conjonctive), nous voyons que cette affection n'est qu'un engorgement permanent des vaisseaux sanguins propres à cette membrane : nous la combattons par des excitans résolutifs, et en peu de temps nous obtenons une parfaite guérison.

Il est alors bien démontré que ce n'était que le défaut de la contractilité des tissus qui avait causé l'engorgement des vaisseaux sanguins de cette membrane et la stase (1) des liquides, et alors il nous sera permis d'attribuer à la même cause cet amas d'albumine concrétée sur les cornées transparentes, qui produit les taies (albugo) qui rétrécissent le cercle de la vision, et amènent après elle la cécité.

Cette manière de comprendre les choses ne pourra paraître étrange qu'à ceux qui n'auront pas remarqué

---

(1) *Stase*, séjour du sang ou des humeurs, tellement engagés dans les vaisseaux les plus ténus, que leur circulation en est ralentie et quelquefois interrompue.

que dans les couches les plus intimes de nos tissus, quelque ténus qu'ils soient, se trouvent des réseaux vasculaires infiniment déliés, qui sont le siége d'une circulation particulière, et qui, comme les vaisseaux les plus apparens, sont susceptibles d'engorgement. Ce qui nous trompe et nous fait prendre pour une véritable imbibition ce qui n'est qu'un engorgement vasculaire, c'est le rapprochement même des rameaux et l'imperfection de notre vue ; armons-la d'un appareil grossissant, et assistons aux premiers développemens de la maladie, pour comprendre son mode de formation.

Quant à l'obscurcissement du cristallin, de sa capsule, de l'humeur de Morgagni dont les opacités déterminent les divers genres de cataractes, ne prennent-elles pas encore leur origine dans la même cause? Et pour ce qui concerne l'amaurose (goutte-sereine), lorsqu'elle provient de la phlogose de la rétine qui altère sa sensibilité et paralyse son action, ne rentre-t-elle pas dans la même doctrine?

D'après ce qui vient d'être dit, on comprend comment les remèdes que nous appliquons sur la conjonctive excitent son énergie sans l'enflammer, et en déterminant une abondante sécrétion dans les appareils lacrimal et pituitaire doivent produire d'une part une dérivation utile, et d'une autre, propager de proche en proche, dans tous les tissus malades, l'incitation nécessaire pour repousser le mal.

Pour constater l'efficacité de notre méthode, nous extrairons du grand nombre de guérisons opérées celles qui nous paraissent le plus dignes de fixer l'attention.

L'observation rigoureuse des faits est la chose importante en médecine, et leur simple énoncé, lorsqu'il est fait avec vérité, est plus capable d'apporter la conviction dans les esprits que ne le sont les théories qui excitent toujours la méfiance, quand elles ne viennent pas à l'appui d'un grand nombre de guérisons bien constatées.

Nota. À une époque où l'on reproche, peut-être avec raison, tant d'infidélités dans les observations médicales et le récit des faits, nous avons cru devoir, en suivant l'exemple d'*Ambroise Paret*, de *Baillou* et du grand *Rivière*, indiquer les noms et la demeure des malades que nous avons soignés, comme un témoignage vivant et positif du succès de notre méthode.

PREMIÈRE OBSERVATION.

OPHTHALMIE INVÉTÉRÉE INTERCEPTANT LA VISION DE L'OEIL DROIT. — VUE TROUBLE DE L'OEIL GAUCHE.

Madame Macquart, rue Richer, 27, à Paris, âgée de 62 ans, était affectée depuis long-temps d'une ophthalmie invétérée qui lui permettait cependant de se livrer à ses occupations ordinaires. Dans le courant de mai dernier, l'engorgement des vaisseaux de la conjonctive oculaire augmenta tellement que la vision fut presque interceptée. Madame Macquard quitta ses occupations et eut recours à plusieurs traitemens qui ne firent qu'aggraver sa position. Le 15 août, lorsqu'elle se présenta à notre pansement, elle était dans l'état suivant :

OEil droit : Cornée fortement injectée, pupille invisible, ne pouvant supporter la clarté du jour.

Œil gauche : Cornée moins injectée, pupille découverte, perception de la lumière, mais vue trouble.

La malade est pansée d'après notre méthode. Elle est mise à l'usage d'une boisson dépurative et de doux laxatifs, pris tous les cinq jours.

Le 31. Les deux yeux sont dans leur état naturel, la vision est entièrement rétablie, la guérison est complète.

RÉSUMÉ.

Ophthalmie invétérée interceptant la vision de l'œil droit, vue trouble de l'œil gauche.

Cet état est aggravé par suite de plusieurs traitemens.

Soumise à notre méthode, guérison complète dans l'espace de 16 jours.

DEUXIÈME OBSERVATION.

(Extrait de la Gazette des Hôpitaux civils et militaires de Paris, n° 104, 6 septembre 1838.)

OPHTHALMIE INVÉTÉRÉE COMPLIQUÉE DE STAPHYLÔME ET DE CÉCITÉ, GUÉRIE PAR LA MÉTHODE RÉSOLUTIVE DU DOCTEUR GOULLIN.

Mademoiselle Stéphanie Savel, âgée de 15 ans, rue Saint-Denis, n. 366, avait toujours eu les yeux sains, lorsqu'elle fut atteinte d'une violente ophthalmie dans le courant de février 1836.

Cette affection détermina une tache (albugo) sur la cornée transparente de l'œil droit, et se perpétua sur l'œil gauche pendant deux ans; elle parvint à intercepter la vision en se compliquant d'un staphylôme à la partie inférieure de la cornée, qui empêchait l'occlusion des paupières.

Le 18 juillet 1838, mademoiselle Stéphanie Savel s'est présentée à notre pansement; elle était dans l'état suivant :

OEil droit : Albugo s'étendant en partie sur la cornée transparente, gênant la vision.

OEil gauche : Conjonctive très injectée; pupille invisible; cornée transparente, bleuâtre; staphylôme de la grosseur d'un pois, situé à la partie inférieure du globe de l'œil, empêchant l'occlusion des paupières; perception, à peine, de la clarté du jour. La malade est pansée d'après notre méthode, et est mise à l'usage d'une boisson dépurative.

29 *juillet*. OEil droit : Diminution de la tache.

OEil gauche : Conjonctive à peine injectée; pupille découverte; diminution du staphylôme.

7 *août*. OEil droit : La tache est peu visible.

OEil gauche : Conjonctive dans l'état normal; le staphylôme ne s'aperçoit plus; la vision est rétablie.

12 *août*. OEil droit : Point blanc à peine visible.

OEil gauche : Etat normal; la vision est entièrement rétablie.

MM. les docteurs Gaudran et Nauche ont vu la malade.

GOULLIN, D.-M. M.,

Rue du Marché-Saint-Honoré, n. 15.

Paris, 15 août 1838.

RÉSUMÉ.

Albugo, staphylôme et cécité, résistant pendant près de deux ans et demi à divers traitemens.

Soumis à la méthode résolutive, amélioration sensible au bout de 11 jours. Vision rétablie dans l'œil gauche au bout de 20 jours ; enfin vision entièrement établie dans les deux yeux le vingt-cinquième jour du traitement.

Nota. Malgré la prévention qui existe contre les témoignages de reconnaissance donnés par les malades, qu'on suppose être faits à l'instigation des médecins eux-mêmes, je n'ai pas cru devoir m'abstenir de rapporter les lettres de MM. Fautrier, de La Boulie, Rey de Foresta, de M. Bridault, de madame Konn, née Lamotte, etc., puisqu'elles sont l'expression de la vérité.

TROISIÈME OBSERVATION.

OEIL DROIT : TAIE (ALBUGO) AVEC CÉCITÉ COMPLÈTE ; OEIL GAUCHE : TAIE LÉGÈRE, VISION TROUBLE.

(Extrait de la *Gazette du Midi*).

AU RÉDACTEUR.

Marseille, le 24 février 1838.

Monsieur,

Permettez-moi de recourir à votre journal pour donner de la publicité à un fait qui me paraît de quelque importance dans le traitement d'une maladie bien commune parmi les enfans.

Une violente ophthalmie s'était déclarée chez une de mes filles dès l'âge de deux ans. Un traitement suivi avec opiniâtreté, pendant plusieurs années, avait enfin réussi à calmer la forte irritation qui, long-temps, m'avait fait craindre pour cette malheureuse enfant une cécité complète. Mais l'inflammation avait exercé sa funeste influence : une taie large et compacte tapissait la cornée de l'œil droit, qui n'apercevait plus les objets. L'œil gauche avait été moins maltraité. La tache que l'ophthal-

2

mie y avait imprimée était assez légère pour laisser aisément distinguer les couleurs de l'iris.

Les nombreux remèdes dont l'emploi m'avait été prescrit par des praticiens habiles, étaient restés infructueux, ou n'avaient amené qu'une bien faible amélioration dans la vue de ma fille. N'osant plus rien espérer des secours de l'art, j'en étais réduit à me confier aux efforts de la nature, lorsque j'appris que plusieurs personnes, atteintes de maux d'yeux, avaient été guéries par un procédé particulier à M. le docteur Goullin. Je crus devoir le consulter; et, sans trop oser croire à l'efficacité du moyen dont il se sert, j'en fis l'application sur l'œil qui, comme je viens de le dire, se trouvait, en quelque sorte, frappé de cécité. Le remède ne tarda pas long-temps à produire l'heureux effet que M. Goullin s'en était promis. Il ne m'appartient point d'expliquer son mode d'action; je dirai seulement qu'il détermina d'abord une abondante sécrétion de larmes, sans causer la moindre inflammation dans le globe de l'œil. En même temps, je vis la tache perdre peu à peu de son épaisseur. Sa couleur, d'un blanc mat, s'effaça insensiblement. L'opacité de la cornée diminua de jour en jour d'une manière très sensible, et bientôt la taie, réduite à un léger nuage, n'opposa plus qu'un faible obstacle à l'exercice de la vision. Quarante jours de traitement avaient suffi pour amener cet heureux résultat. Un mois après, ma fille lisait avec facilité de ce même œil qui, naguère, était impropre à discerner les couleurs. Dans le même laps de temps, l'autre œil avait repris toute sa transparence.

Etranger à l'art de guérir, j'ignore, M. le rédacteur, si le remède de M. le docteur Goullin est, comme il l'assure lui-même, également efficace dans d'autres maladies qui affectent le plus précieux de nos sens. Mais ne fût-il employé avec succès que dans les affections de la nature de celle dont ma fille était atteinte, il mériterait encore, ce me semble, d'être signalé et recommandé à la sollicitude des pères de famille.

Agréez, etc.

FAUTRIER,
Adjoint au sous-bibliothécaire de la ville.

RÉSUMÉ.

Mademoiselle Fautrier, âgée de 15 ans, avait perdu l'usage de l'œil droit dès l'âge de deux ans, et n'y voyait que très imparfaitement de l'œil gauche.

Soumise à notre méthode, quarante jours de traitement suffisent pour réduire la taie de l'œil droit à un léger nuage, y ramener l'exercice de la vision, et redonner à l'œil gauche toute sa transparence. Un mois après mademoiselle Fautrier lisait avec facilité de ce même œil qui, pendant treize ans, avait été privé de discerner les couleurs.

QUATRIÈME OBSERVATION.

M. Fautrier m'ayant communiqué sa lettre, je me fais un devoir de joindre mon témoignage au sien, en certifiant que le remède du docteur Goullin a guéri, à Aix, le fils du sacristain de la paroisse Saint-Jean (*intrà muros*), qui était presque aveugle.

Marseille, le 24 février 1838.

DE LABOULIE,
Inspecteur des octrois.

RÉSUMÉ.

Le fils du sacristain de la paroisse Saint-Jean, est âgé de 7 ans; il ne pouvait, depuis plusieurs années, distinguer les couleurs; soumis à notre méthode, deux mois de traitement suffisent pour rétablir entièrement la vision.

CINQUIÈME OBSERVATION.

(*Extrait de la Gazette du Midi, du 27 avril 1838*).

Nous devons également, et dans l'intérêt de l'art de guérir, reproduire la lettre suivante, dont copie nous a été remise.

A M. LE DOCTEUR GOULLIN.

Monsieur,

Vous avez eu la bonté, sur l'appel que j'ai fait à la spécialité de votre talent, de donner vos soins à la jeune *Marron*, aux parens de laquelle je porte un vif intérêt, et qui était atteinte d'une affection ophthalmique qui la privait d'une manière presque absolue de l'usage de son œil droit.

Depuis un mois que cette enfant est soumise au traitement dont vous êtes l'inventeur, elle en a éprouvé les meilleurs effets. Je me suis convaincu par moi-même qu'elle peut aujourd'hui, à l'aide seulement de l'œil qui a été soumis à votre traitement, distinguer des objets presque imperceptibles.

Je me fais un devoir, dans l'intérêt de la société, de rendre témoignage de l'efficacité des résultats que vous avez obtenus dans cette circonstance, et je désire que vous donniez à ma lettre la publicité qui vous paraîtra convenable.

Agréez, etc.

REY DE FORESTA, avocat.

Marseille, le 25 avril 1838.

RÉSUMÉ.

La jeune Marron est âgée de 3 ans et demi ; elle était affectée d'une taie à l'œil droit, avec cécité ; soumise à notre méthode, un mois de traitement a suffi pour faire disparaître la taie et rétablir entièrement la vision.

SIXIÈME OBSERVATION.

TAIE (ALBUGO) DE L'ŒIL GAUCHE, COMPLIQUÉE DE STAPHYLÔME DE SUBSTANCE CRAYEUSE DE LA GROSSEUR D'UN POIS. — OCCLUSION INCOMPLÈTE ET DOULOUREUSE DES PAUPIÈRES. — VISION NULLE.

Madame Pons, âgée de 70 ans, habitant Marseille, rue Bouterie, nº 10, avait toujours eu les yeux sains, lorsqu'elle fut atteinte d'une violente ophthalmie de l'œil gauche, qui, après trente-sept jours de durée, laissa sur la cornée une taie de la largeur d'une pièce de 50 centimes (albugo) de substance crayeuse, compliquée de staphylôme de la grosseur d'un pois, de même composition que la taie, qui interceptait entièrement la vision et empêchait de fermer les paupières.

Cette maladie résista à tous les traitemens qui furent adoptés, et ce ne fut que trois ans après, en juillet 1836, que cette dame se présenta à notre pansement ; elle était dans l'état que je viens de décrire, mais ce qui la contrariait le plus, c'était la difficulté qu'elle éprouvait à fermer les paupières.

Madame Pons fut pansée d'après notre méthode et mise à l'usage d'une boisson laxative.

Après trois mois de pansemens assidus, le staphylôme avait disparu, l'occlusion des paupières était complète, et la malade distinguait la clarté du jour ; mais la taie était cependant encore assez épaisse. Trois mois après la malade y voyait de cet œil, et la vue était rétablie à la fin de l'année. Pendant ce long traitement la malade était purgée de temps en temps.

RÉSUMÉ.

Taie (albugo) de la largeur d'une pièce de 50 centimes, occupant toute la cornée de l'œil gauche, avec un staphylôme de la grosseur d'un pois ; occlusion douloureuse des paupières ; vision nulle.

Soumise à notre méthode, le staphylôme a disparu après trois mois de traitement, et la lumière perçue. Après six mois, la malade y voyait de cet œil, et après un an la vue était entièrement rétablie.

Nota. L'âge avancé ralentit l'action de la méthode résolutive.

SEPTIÈME OBSERVATION.

CATARACTE DES DEUX YEUX.

M. Eugène, de Marseille, âgé de 12 ans, avait les deux yeux bien conformés, lorsqu'après une chute, sur le dos, il éprouva des douleurs de têtes, en même temps sa vue s'obscurcit de l'œil droit et ensuite de l'œil gauche, à tel point qu'il n'y voyait plus que confusément au grand jour, et que pour bien distinguer les objets il était obligé de rechercher l'obscurité.

Il se présenta, dans l'état suivant, à notre pansement.

OEil droit : Tache grisâtre et immobile derrière la pupille, mobilité de l'iris, cécité complète; seulement le malade distingue la lumière des ténèbres.

OEil gauche : Tache derrière la pupille moins prononcée que dans l'œil droit; vue obscure. Le malade distingue encore les objets de cet œil.

Tempérament lymphatique, présentant des signes de scrophule.

Les yeux sont pansés deux fois par jour, d'après notre méthode. Le malade est mis à l'usage d'une nourriture succulente, du vin vieux, du sirop de Portal et de la décoction de racine de garance.

Après cinquante jours de traitement, la tache de l'œil gauche avait disparu entièrement, et la vision de cet œil était rétablie. A la même époque, la couleur grise qu'on apercevait derrière la pupille de l'œil droit avait singulièrement pâli, et le malade commençait à distinguer les objets; enfin, trois mois après, cet œil avait repris toute sa transparence, et la vision était entièrement rétablie.

RÉSUMÉ.

Cataracte complète de l'œil droit, vision nulle ; cataracte incomplète de l'œil gauche, vision trouble.

Soumises à notre méthode, cinquante jours suffisent pour opérer la résolution de la cataracte de l'œil gauche et rétablir la vision. En même temps, diminution de la cataracte de l'œil droit, perception des objets ; enfin, après cinq mois de traitement, résolution totale des deux cataractes, vision entièrement rétablie.

HUITIÈME OBSERVATION.

CATARACTE DE L'OEIL DROIT.

M. ***, âgé de 37 ans (Bouches-du-Rhône), passant une partie de la nuit à écrire, crut voir d'abord de l'œil droit une toile qui couvrait les objets qu'il regardait, phénomène qui fixa peu son attention dans le principe. Mais cette toile lui paraissant de plus en plus épaisse, M. *** finit par ne plus pouvoir fixer la lumière de cet œil, et était obligé de tourner le dos au grand jour pour apercevoir les objets. Il se trouvait dans l'état suivant lorsqu'il se présenta à notre pansement : œil gauche parfaitement sain ; œil droit, tache d'un blanc de neige derrière la pupille, restant immobile ; contraction vive de l'iris, vue trouble, M. *** accusa une aartre rentrée depuis un an. Le malade fut pansé d'après notre méthode et mis à l'usage d'une décoction de salsepareille, des préparations sulfureuses furent prises intérieurement. Il fut purgé tous les dix jours. Après quatre mois de traitement, la tache de couleur de neige qui était derrière la pupille avait disparu, et deux mois après la vision était entièrement rétablie.

RÉSUMÉ.

Cataracte avancée de l'œil droit chez un homme de 37 ans ; vision confuse. Soumise à notre méthode, disparition de la tache d'un blanc de neige après quatre mois de traitement ; vue entièrement rétablie après six mois.

NEUVIÈME OBSERVATION.

CATARACTE DE L'OEIL GAUCHE.

Madame ***, âgée de 48 ans (Bouches-du-Rhône), au retour de l'âge depuis neuf ans, avait été affectée, pendant l'époque de la menstruation, de flueurs blanches qui déterminaient parfois des excoriations ; mais, après la cessation du flux menstruel, elles s'étaient supprimées presque tout à coup. Alors madame *** ne tarda pas à s'apercevoir d'un trouble dans la vision de l'œil gauche et que sa vue s'affaiblissait de plus en plus. Madame *** ne pouvait supporter la lumière, et ne distinguait les objets que le matin et le soir.

Lorsqu'elle se présenta à notre pansement elle était dans l'état suivant :

OEil gauche : Tache jaunâtre et immobile derrière la pupille ; les objets perçus ne sont distingués qu'à l'ombre et à petite distance.

L'œil est pansé d'après notre méthode : et la malade est mise à l'usage de la décoction de salsepareille, et du mercure gommeux de Plenk pris à très petite dose vu la débilité de son tempérament.

Après quatre mois de traitement, la tache commençait à diminuer et les objets étaient plus facilement perçus. Enfin, après un an de pansemens continus, la tache ne s'apercevait plus et la vision était rétablie.

RÉSUMÉ.

Cataracte avancée de l'œil gauche avec perte incomplète de la vision chez une femme de 48 ans. Soumise à notre méthode, diminution de la tache après quatre mois de traitement; vision entièrement rétablie et disparition de la tache après un an.

DIXIÈME OBSERVATION.

AMAUROSE (GOUTTE-SEREINE).

M. Louis, âgé de 32 ans, rue Saint-Anastase, n.1, à Paris, compositeur d'imprimerie, n'avait pas éprouvé d'altération dans sa vue, lorsqu'en janvier 1837, il s'aperçu tout à coup qu'il voyait trouble et que des taches brunâtres s'offraient sur les objets qu'il regardait. Cet état augmenta peu à peu; divers traitemens mis en usage restèrent infructueux.

Le 3 du mois d'août, il se présenta à notre pansement. Il était dans l'état suivant :

OEil gauche : Vue nébuleuse.

OEil droit :Vue trouble, taches noirâtres qui se présentent sur les objets qui s'offrent à la vision : ces objets sont défigurés et déchiquetés.

Les deux yeux sont pansés d'après notre méthode, et le malade est mis à l'usage du sulfate de magnésie à petite dose.

Août 27. Taches moins étendues et moins constantes; les objets sont perçus sous leurs formes ordinaires; la vue est moins trouble.

Septembre 24. Les taches s'aperçoivent peu.

La vision est rétablie.

RÉSUMÉ.

Amaurose (goutte-sereine), résistant pendant dix-huit mois à divers traitemens. Soumise à la méthode résolutive, amélioration sensible au bout de vingt-quatre jours; vision rétablie au bout de cinquante-deux jours de traitement.

ONZIÈME OBSERVATION.

AMAUROSE (GOUTTE-SEREINE) DES DEUX YEUX.

Madame Konn, habitant Marseille, était affectée de goutte-sereine des deux yeux depuis nombre d'années, dont un entièrement perdu et l'autre lui permettant à peine de se conduire. Cette affection avait été combattue par divers traitemens; mais ils étaient restés infructueux, et depuis long-temps la maladie était abandonnée aux seuls efforts de la nature. Lorsqu'elle se présenta à notre pansement, ses yeux étaient dans l'état suivant:

OEil droit : Pupille très-dilatée, quoique l'iris se contracte bien distinctement ; paralysie de la rétine; vision nulle.

OEil gauche : Couleur jaunâtre dans le fond de l'œil moins foncée que dans le droit ; la pupille se contracte bien; vision trouble, et les objets ne sont perçus qu'à une petite distance ; corps flottans qui s'interposent entre les objets et la vision.

La malade est pansée chaque jour d'après notre méthode et mise à l'usage des antispasmodiques.

Le trente-neuvième jour du traitement, les corps flottans n'apparaissent plus, et l'œil droit perçoit la lumière.

Trente jours après, la vision est entièrement rétablie. Madame Konn va dans les rues sans le secours du bras et distingue les objets à une certaine distance.

RÉSUMÉ.

Goutte-sereine des deux yeux, dont un entièrement perdu.

Vision très faible de l'autre.

Corps voltigeans dans l'air.

Soumise à notre méthode, trente-neuf jours de traitement suffisent pour percevoir la lumière par l'œil entièrement perdu et faire disparaître les corps flottans.

Soixante-dix jours suffisent pour compléter la guérison.

Nous croyons devoir transcrire à l'appui de cette observation la lettre suivante, adressée par la malade elle-même à sa sœur, épouse de M. L'Éveillé, major en retraite à Paris, rue des Boulangers, n. 30.

Marseille, le 11 mai 1838.

Ma chère Eugénie,

M. le docteur Goullin va à Paris pour utiliser l'invention d'une méthode pour la guérison des maladies des yeux.

Personne mieux que moi ne peut en attester l'efficacité, puisque, atteinte d'une goutte-sereine des deux yeux, depuis nombre d'années, dont un entièrement perdu et l'autre qui me permettait à peine de me conduire, le traitement de M. le docteur Goullin a produit, en peu de temps, des effets si salutaires que de ma propre main je puis te tracer ces quelques lignes.

Je suis, etc.,

KONN, née LAMOTTE.

DOUZIÈME OBSERVATION.

OCCLUSION PERMANENTE DES PAUPIÈRES DE L'OEIL GAUCHE AVEC TROUBLE DE LA VISION DE L'OEIL DROIT.

M. Bridault, âgé de 14 ans, pensionnaire de l'Institution Jauffret, à Paris, rue Culture-Sainte-Catherine, n. 10, fut atteint, le 10 juillet dernier, d'une attaque de nerf avec syncope. Il s'ensuivit des mouvemens convulsifs dans toute l'habitude du corps, l'occlusion permanente des paupières de l'œil gauche, et la vue trouble de l'œil droit. Plusieurs médecins virent le malade immédiatement, mais leurs traitemens étant restés sans effet, M. Bridault se présenta à notre pansement le 27 du même mois, dans l'état suivant :

OEil droit : Léger trouble dans la vision ; œil gauche, occlusion permanente des paupières, provenant d'un état convulsif des muscles, accompagnée de soubressauts dans les diverses parties du corps.

Le malade est pansé d'après la méthode résolutive. Il est évacué avec l'huile de ricin et mis à l'usage de l'*opiat* antispasmodique de *Garidel*, et de la décoction de racine de valériane pour boisson.

14 *août*. OEil gauche : Léger écartement des paupières, absence des mouvemens convulsifs dans le reste du corps.

28 *août*. OEil droit : Vue nette.

OEil gauche : Écartement total des paupières, contraction nulle du muscle orbiculaire des paupières, et absence des mouvemens convulsifs dans les autres parties du corps.

RÉSUMÉ.

Occlusion permanente des paupières de l'œil gauche avec vision trouble de l'œil droit ; résistance pendant dix-sept jours à divers traitemens.

Soumise à notre méthode, amélioration sensible au bout de dix-huit jours ; bien-être général après trente-deux jours.

Recevant à l'instant le témoignage le plus flatteur de reconnaissance de la part de M. Bridault, père, nous nous faisons un devoir d'insérer sa lettre à la suite de l'observation qui est relative à son fils.

A M. le docteur Goullin, médecin oculiste, rue du Marché-Saint-Honoré, 15, à Paris.

Monsieur,

Je ne sais en quels termes vous exprimer ma reconnaissance au sujet de la cure miraculeuse que vous venez de faire sur mon fils. C'est à vous, Monsieur, que je dois de ne plus être dans le désespoir, où je serais encore, sans votre présence en cette ville ; car plusieurs médecins auxquels j'avais présenté mon fils avaient prononcé une terrible condamnation, c'est-à-dire que l'œil de mon enfant était à jamais perdu ; honneur soit rendue à vos talens, Monsieur, et daignez agréer les vœux que je forme, dans l'intérêt de l'humanité et de la propagation de votre méthode.

J'ai l'honneur, etc.

C. BRIDAULT,

Ex-juge de paix, rue Saint-Antoine, n. 102.

Paris, ce 26 septembre 1838.

TREIZIÈME OBSERVATION.

HYDROPHTHALMIE DE L'ŒIL DROIT, COMPLIQUÉE DE CONVULSIONS DES PAUPIÈRES.

M. ***, âgé de 48 ans (Bouches-du-Rhône), avait perdu l'œil gauche depuis plusieurs années par suite d'un coup porté sur le pariétal de ce côté. L'œil droit avait grossi peu à peu et en même temps la vue s'était affaiblie. Malgré l'emploi du moxa sur le vertex, du séton à la nuque, du vésicatoire sur le trajet du nerf sus-orbitaire, des frictions mercurielles sur l'arcade orbitaire, des ventouses scarifiées, etc., dont le traitement durait depuis plus d'un an.

Il se présenta à notre pansement le 14 juin dernier, il était dans l'état suivant : Habitude du corps grêle et émaciée ; figure pâle, bouffie. OEil droit de la grosseur d'un œuf de pigeon, mouvement convulsif des paupières. Vue très faible. L'œil droit est pansé d'après notre méthode. Le malade est mis à l'usage d'un régime tonique et restaurant, et d'une infusion d'arnica.

Ce traitement a duré deux mois et demi. L'œil a repris sa forme ordinaire, le mouvement convulsif des paupières a disparu, les forces sont revenues, mais la vision est demeurée la même.

RESUMÉ

Hydrophthalmie compliquée de convulsions des paupières, d'émaciation, résistant pendant plusieurs années à divers traitemens. Soumise à notre méthode, guérison au bout de deux mois et demi.

QUATORZIÈME OBSERVATION.

FISTULE LACRYMALE BORGNE.

Mademoiselle Laprime, âgée de 29 ans, à Marseille (Bouches-du-Rhône), ne mouchait pas de la narine gauche depuis deux ans ; dès lors elle s'était aperçue que l'œil de ce côté larmoyait davantage que l'autre, et qu'une petite élévation apparaissait à l'angle interne de l'œil, et disparaissait par la pression qui était suivie de l'écoulement de quelques larmes.

Mais cet état fut toujours en augmentant, et lorsqu'elle se présenta à notre pansement la tumeur se trouvait dans l'état suivant : tumeur de la grosseur d'une petite noisette, d'un rouge violet, occupant l'angle interne de l'œil gauche, sécrétion puriforme sortant par la caroncule lacrymale, narine sèche de ce côté ; la pression de la tumeur fait sortir une grande quantité de larmes mêlées d'un liquide sous forme de pus.

La malade est pansée d'après notre méthode ; elle est mise à l'usage des sucs d'herbe dépuratifs, en lui conseillant d'exercer une compression permanente sur la tumeur.

Un mois après, par l'action des remèdes appliqués à l'angle interne de l'œil, l'éternuement eut lieu, quantité de mucus passait déjà par cette narine, et la tumeur allait constamment en diminuant. Enfin, au bout de quatre mois de traitement, les larmes passaient par le canal lacrymal et nazal, et la tumeur ne s'apercevait plus.

Je conseillais l'usage du tabac pris seulement du côté malade.

RÉSUMÉ.

Fistule lacrymale borgne formée depuis deux ans, guérie dans l'espace de quatre mois par notre méthode.

Comme on le voit, les faits que nous venons de citer se trouvent parfaitement en rapport avec la théorie que nous avons émise sur notre méthode. Nous rapportons à l'appui quatorze observations, dont plusieurs ont été recueillies dans cette capitale, et peuvent être facilement vérifiées. Parmi elles se trouvent un cas d'ophthalmie invétérée chez une femme de 62 ans, guérie en seize jours. Cinq cas de taies (albugo) avec cécité complète d'un œil, chez des sujets âgés depuis 3 ans jusqu'à 70 ans. La méthode résolutive n'a mis que deux mois pour faire disparaître cette maladie chez les jeunes personnes, et un an pour obtenir la guérison de la personne âgée. Trois cas de cataracte commençante ou avancée, observés chez un jeune garçon de 12 ans, chez un homme de 37 ans, et chez une femme de 48 ans, guéris dans l'espace de cinq mois à un an. Deux cas d'amaurose ou goutte-sereine, guéries chez deux personnes adultes dans l'espace de deux mois et demi. Un cas d'occlusion permanente des paupières chez un jeune garçon de 14 ans, guérie dans trente-deux jours.

Un cas d'hydrophthalmie avec convulsion des paupières, chez un homme de 48 ans, guérie dans deux mois et demi.

Un cas de fistule lacrymale chez une demoiselle de 29 ans, guérie dans l'espace de quatre mois.

Nous avons eu soin de faire constater tous les faits par les médecins qui approchaient les malades ; leur assentiment et l'expression si vive et si touchante quelquefois de reconnaissance de ceux que nous avons soulagés, nous ont assuré nos convictions, doublé notre zèle et fondé notre confiance dans l'avenir.

FIN.

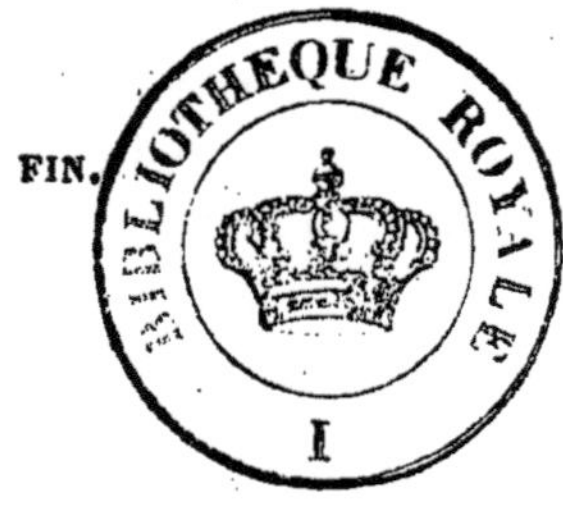